# * **Arthritis** *

• • • • • • • • • • • • • • • • • • • • • • • • • • •

## HJÆLP og BEDSTE RÅDET – NATURLIG ALTERNATIV BEHANDLING.

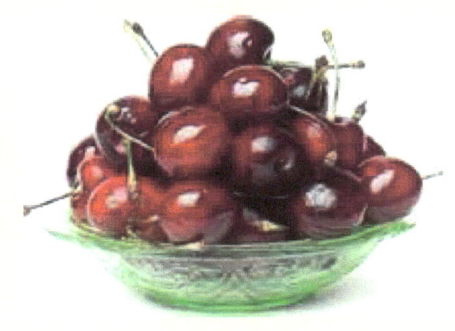

## Skrevet af: SHEILA BER – Naturopathic Konsulent.

# INTRODUKTION:

*Jeg er en Microbiological/kemiske Technologist, som i øjeblikket arbejder som konsulent på Naturopathic.*

*Jeg skriver denne bog for at yde rådgivning og hjælp til at behandle og forhindre Arthritis og relaterede problemer ved at fjerne de dybereliggende årsager, i stedet for adressering symptom kun.*

*Der er mange interne og eksterne faktorer, der påvirker den krop og påvirker, hvordan du føler, tænke, handle, spise. Disse er alle manifesteret ofte gange også i artrotiske smerte, der forårsager unødig lidelse.*

*Meget af den rådgivning, der er omhandlet i denne bog, er fra min mikro-biologisk/kemiske baggrund, samt fra min egen personlige erfaring.*

*Jeg dedikere bog til begge mine sønner: Bernard og Philip. Især også til alle, der søger enkle, naturlige og effektiv behandling at eliminere artrotiske symptomer og den smerte, der er knyttet til den.*

# *INDEKS:*

Der er mange typer af arthritis, lige fra osteoarthritis til leddegigt. Slidgigt er karakteriseret ved slid på brusk. Leddegigt, på den anden side er betændelse i leddene fremkommer en viral infektion eller autoimmune reaktion.

Selv om den faktiske årsag til arthritis er stadig ikke helt kendt, flere potentielle årsager kan være skyldes: skader, infektioner, abnorm metabolisme og en overactive immunsystem. Af forskellige årsager, vil behandling-programmer derfor fokusere på de specifikke årsager.

Arthritis almindelige symptomer er: smerter, feber, fælles stivhed, varme, rødmedannelse og ekspandering.

*Misdannelser kan desuden skyldes de begrænsede fælles funktioner.*
*Hvis venstre ubehandlet, andre organer som nyrer, hjerte og lunger, kan få påvirket.*

## MIT BEDSTE RÅD TIL DIG:

*Grundlæggende årsager bidrager til Arthritis er som følgende:*

*1) **Høj mikrobiel aktivitet**, som resulterer i inflammation.*

*Tage Probiotics ! De har mange sundhedsmæssige fordele, og de hjælpe med at bekæmpe og fjerne mikrober, der forårsager inflammation.*

*Fjerne dagligt!* **Kemiske og mikrobielle Toksiner cirkulere i din krop, indvirker dine led negativt, forårsager inflammation, smerte, og ekspandering. Daglig fjernelse hjælp reducere alle disse symptomer.**

**2)** **Mekaniske handling** **af leddene og brusk erosion.**
**Brusk fungerer som isolering mellem knoglerne.**
**Årsager varierer og omfatter slid: konstant, merforbrug eller forkert brug af den leddene, der øger risikoen for skader på dem. Minimere, iført høje hæle. Wear komfortable sko, at giver dig en passende støtte.**
**Tjek også balance din krop. Ubalanceret organ påvirker den måde du walk, og dermed påvirker også den mekanisk funktion af dine knæ.**

 *Hvis du føler at du mangler balance, se en Bandagister eller en fysioterapeut. Du kan justere din ryg og besidder med jævne mellemrum.*

*\* Øvelse: Gør daglige øvelser inden for dit komfortable grænser, med en lille udfordring eller modstand, vil hjælpe dig med at opbygge udholdenhed, balance og mobilitet. Se venligst klausul*

*#10 nedenfor, yderligere for oplysninger.*

*3) __Pres__ - et pres fra tunge vægt på leddene, især knæ, kan bidrage til yderligere skade og erosion af brusk, sener og knogler.Ikke bære tunge vægte. Håndtag vægt, som du føler er lys, og der vil ikke lægge pres på dine knæ. Dine knæ gennemføre store del af din kropsvægt.*

*Hvis du er overvægtig, vil du nyde meget at tabe vægt, føles komfortabel for dig, og som også vil gavne dine knæ og andre leddene.*

*4) Temperatur -holde din leddene varm, især knæ i cool og koldt sæsoner.*
*Knæ er meget følsomme over for kulde. Kolde temperatur forværrer og stiffens, samt alle andre samlinger, hvilket resulterer i inflammation og smerte, især hvis du lider allerede en vis grad af Arthritis.*

*Løsning : Slid leg warmers, der kan trækkes over dine knæ, dag og nat for at sikre at de holdes konstant varmt!*

*\* Du kan hente acryl leg warmers på mest Dollarama butikker, til en meget lav pris.*

*Note: holde knæ varme, når dit omgivende temperatur er under 15 ∘ C, gør en verden af en forskel, hvordan dine knæ føle!*

*5) **<u>Fugt</u>**-høj luftfugtighed niveau i luft og lavere barometertrykket repræsenterer ugunstige miljø for artrotiske syge.*

*\* Tage sig af din joints, især knæ, ved at anvende en barriere på området i leddene.*

*<u>Løsning</u> : En egnet barriere kan være enhver almindelige, sunde madolie, som druemost frø, Mandel, sennep eller endda raps olie. Massage dagligt, nogen af ovenstående på det fælles område, i et par sekunder. Olien vil efterlade et lag, der vil holde fugt ude.*

*Derudover olier, som er rig på antioxidanter, når gennemtrængende huden vil give din leddene med fremragende sundhedsmæssige fordele, såvel som med meget brug for smøring.*

*6) <u>Imbalanced organ pH</u>. Dit blod-pH har at være svagt basisk, og hvis det er sure, det giver anledning til højere mikrobiel aktivitet i din krop, ilt afsavn, dermed højere niveau, inflammation, der manifesterer sig på mange måder.*
*Samlet organ pH har væsentlig indflydelse på alle leddene, organer, blodkar, væv, hormoner, kort sagt alle organ systemer. Sure pH tilskrives <u>højt</u> forbrug af sukker/carbs, proteiner, olier og fedtstoffer og stress.*

*Til alkalize daglige gør følgende : Tage 1/2 tsp Baking Soda (Arm & Hammer) i 1 kop vand, med 1 kalium tablet. Du muligvis gentage ovenstående 2 - 3 gange om dagen, så din krop bliver svagt basisk: pH 7,0-7,5.*

Du kan teste din krop pH, kan du blot teste pH i din urin, som følgende:

En enkel test er udført med en vatpind (beklædt med gurkemeje og har lys gul farve) og er anbragt under streamen af urin.

Hvis pH-værdien er sure, det vil fortsat være gul, og hvis det er basisk, farven på en vatpind vises i farver, der spænder fra orange til rød vin farve.
Orange til rød vin, er de farver, du skal hente. Hvis du straks se gul på din vatpind, alkalize, ved at tage din Baking Soda, drink, som beskrevet ovenfor.

** For at forberede din Q-Tips til testen, gør følgende simple trin: I en lille beholder, skal du placere flere spiseskefulde af gnider ethanol (S.D.M apotek.).

*Blandes: 1/2 teske gurkemeje pulver. Blandes godt. Fordyb 10-20 Q-Tips i blandingen.*

*Lad tørre over et stykke papir. Klip dem i 1/2, så du kan bruge begge ender for flere tests. Har du en måned levering til at gøre din daglige pH test.*

*7) **Elektrolyt ubalance** - Hvis din elektrolyt legemsvæsker ikke er afbalancerede, elektriske ledningsevne i din leddene er ikke optimal. Således resulterer i mindre af følgende: blod omsætning, ilt, næringsstoffer og energi.*

*For at afbalancere din elektrolytter tager dagligt: Multi-minerals, og også 1 kalium tablet 99 mg - 1-2 x dagligt.*

*8) **Kost**-Kosten, der består af overdreven sukkerarter, kulhydrater og uønsket fødevarer,* *der indeholder også usunde olier og fedtstoffer, der kan være skadelige og giftige for din leddene og organ i almindelighed.*

*Kost højt sukker i enhver form, herunder kulhydrater (carbs), feed de anaerobe bakterier og gær i din krop, at multiplicere dem og øge den mikrobielle plan, og som medfører betændelse og smerter, derfor erosion af leddene brusk og knogler.*

# *Reducere dit indtag af sukker/carbs!*

*\* Bemærk: Honning (monosakkarider) i moderation er god.*
*Det bryder og får absorberes hurtigere, at lade mindre tid for mikrober til foder og mangedoble.*

*Honning kan bruges i kaffe, te, bagning og meget mere.*
*Det opbevares ved stuetemperatur, men skal håndteres forsigtigt, ved hjælp af altid rene rekvisitter during usage, til at forhindre enhver mikrobiel kontaminering.*

*9) Psykiske tilstand - Hvis du oplever stress, der er ekstreme, eller hvis dine følelser svingende, ud af kontrol. Det er individuelt, og hver person ekstreme varierer efter deres coping kapaciteter.*

*Finde positive måder at behandle det, og lad ikke det drysse, som det er skadelige for dit helbred og din leddene vil føle det!*

*Stress konverterer organ pH til sure som følgende:*

*HØJERE STRESS NIVEAU = ØGET ORGAN SYREINDHOLD.*

*ØGET SYREINDHOLD = HØJERE MICROBIAL NIVEAU.*

*HØJERE MICROBIAL NIVEAU = ØGET INFLAMMATION OG SMERTE!*

*STØRRE AFSLAPNING = FALDT ORGAN SYREINDHOLD.*

*FALDT SYREINDHOLD = FALDT INFLAMMATION OG SMERTE!*

*ALKALIZE DAGLIGT! Se klausul #6 ovenfor.*

*Når kroppen pH er meget sure, hæmmer der den normale metaboliske aktiviteter, som medfører betændelse og smerter.*

*\* Organ syrer er fundet i blod og urin og i spyt.*

*TIL ANHOLDELSE den PROGRESSION af ARTHRITIS i din LEDDENE, tage følgende dagligt:*

*1) GLS-500 -(Glucosamin sulfat) eller GLS-1000, 1 kapsel - 2 x dagligt.*

*Du kan tage GLS med fødevarer, hvis oplever nogen ubehag.*

*\* Giv det tid til at have fuld virkning: 3-4 uger!*

*2) Boswellia -en anti-inflammatory urter, som er meget effektive. 1 tablet 2 x om dagen.*

**3) MSM** *-(Methylsulfonylmethan) 1000 mg. - fremragende at reducere smerte og inflammation. Tage 1 kapsel 2 x om dagen. Øget smerte og inflammation, kan du trygt tage 1-6 kapsler 3 x om dagen, fortrinsvis på tom mave.*

**4) Multi-vitamins**

**5) B-kompleks** *- 1 tablet - 1-2 x dagligt, med fødevarer, til at hjælpe med stress.*

**6) Vitamin D3** *- 4.000-6.000 i. e. caplets, 2 x dagligt, taget med Omega olie/hør olie for maksimal absorption. Vitamin D er et steroid anti-inflammatory.*

*Det er meget gavnligt for især i højere koncentration for at holde inflammation.*

*Det fastholder sunde knogler og afbalanceret skjoldbruskkirtel. Vitamin D3 kan tages sikkert, op til 10.000 i. e. en dag. Forbedring af sundhed, og nedsættelse af betændelse, bemærkede straks.*

*7) Betacaroten - 1 caplet 2 x om dagen, med mad. Hjælper det for at bekæmpe inflammation!!!*

*Det konverterer til a-vitamin, og er gemt i leveren.*

*8) Torsk liver olie – Cod liver oil er stærkt anti-ophidsende, som den høje i følgende: vitamin A & D, omega 3, EPA og DHA.*
*Olien har mange sundhedsmæssige fordele. Jeg kan ikke understrege nok, hvor nyttigt det er i at reducere inflammation og smerte i den leddene, såvel som i hele kroppen.*

*Tage 2-4 spiseskefuld flydende olie om dagen, før eller efter måltider.*
*COD liver oil også reducerer organ kolesterol niveau, hjælper med at rydde inflammation fra lungerne, og det letter symptomerne på depression!*

*9) Aspirin - 81 mg <u>beklædt</u> - selv hver anden dag. Tag det med fødevarer kun! Det er meget effektive til at nedbringe inflammation.*

*Du kan kontrollere dette ved at kontrollere dit blod ESR (tælling bundfældning rate) niveau, når du tager en blodprøve.*

*10) Calcium citrat - denne form er mere absorberbar. Tage 1.200-1,500 mg om dagen, sammen med C-vitamin, at yderligere støtte absorption, at vedligeholde stærke knogler.*

**11)** *Enzymer – de fremme bedre stofskifte*
*Og støtte i fordøjelse. Enzymet behandlinger for*
*toerringsteknik Arthritis har langt produceret*
*mere positive resultater.*

*Brug af <u>Proteolytiske enzymer</u> som*
*Serrapeptase har vist, at disse enzymer er stand*
*til at opløse døde eller ar væv uden at skade de*
*raske levende væv.*

*De er meget sikrere alternativ for*
*steroidal og ikke steroidal inflammatory drugs*
*s uch som NSAIDs. De også betragtes som*
*<u>en sikrere indstilling</u> over en eksotisk*
*behandling.*

**12)** *Coenzym Q10 – coenzymer er væsentlige*
*organiske forbindelser, som tillægger enzymer*
*til at katalysere alle reaktioner.*
*Coenzym Q10 stimulere Immunsystemet,*
*og hjælper med produktion af energi.*

*13) Kirsebær – bær er meget hjælpsom
i at sænke inflammation, og de er rige
i mange vitaminer, herunder A, C og kalium.
De hjælper med at reducere organ syreindhold.
Du kan få dem friske eller i anden form.
Cherry inulinsirup fortyndes i et 1 glas vand,
er også nyttigt.*

*14) Kobber armbånd- kobber menes at have
antioxidant egenskaber til at forhindre frie
radikaler fra skadelige leddene. Kobber er
gradvist absorberes gennem huden, lindre
smerte.*

*Du kan bære det dag og nat. Det fungerer!*

*15) Øvelse & Yoga - du skal udøve dagligt, 15-
20 minutter, til at holde din leddene, som dine
muskler får stiv. Hvis du ikke gør det, vil du
opleve dårlig mobilitet.*

*Når du mobilisere eller fungerer dine led og muskler, dine hemmeligheder væsentlige biokemiske smøremidler legemsvæsker, gradvist at hjælpe dig med at opnå optimal mobilitet.*

*<u>NOTE</u> : Selvom du oplever stor smerte, gør dit bedste for at udøve. Du vil kun til sidst føle bedre senere, som smerten subsidier!*

*Smøremidler væsker gør langsomt det lettere at udøve. Hvis du er i ekstrem smerte, kan du tage Tylenol, 1/2 time før workout.*

*<u>Yoga</u> -Gør selv 10-15 minutter om dagen, liggende på ryggen komfortabelt, vil give dig med mange sundhedsmæssige fordele, yoga, fysisk, mentalt og åndeligt.*

*Du kan tjekke nogle af øvelserne i følgende netsteder:*

[http://www.ehow.com/way_5344176_top-yoga-Exercises-hip-Pain.html](http://www.ehow.com/way_5344176_top-yoga-Exercises-hip-Pain.html)

*og*

[http://www.LIVESTRONG.com/article/419696-Gentle-Exercises-](http://www.LIVESTRONG.com/article/419696-Gentle-Exercises-)
*Når-lyver-ned /*

*Jeg håber du finder ovenstående oplysninger meget nyttigt.*

*BER SHEILA, 2012.*

*- 23 –*

*Ansvarsfraskrivelse*

# SHEILA BER BIOGRAFI 2012.

## Professionelt:

Jeg er en **Microbiological/kemiske Technologist**, arbejder i øjeblikket som **Naturopathic konsulent**. Jeg arbejdede i mikrobiologi og Kemi, for omkring 12 år i de farmaceutiske, kosmetik og toiletry industrier.

Jeg startede som en mikrobiologisk/kemiske analytiker. Jeg udførte:
kemisk og mikrobiologisk analyse af råstoffer, færdigvarer, sort af emballagematerialer og deres kompatibilitet med forskellige udvalg af færdige produkter.

Kemisk analyse prøver blev foretaget med opdateret teknologisk avancerede instrumenter, som et Spektrofotometer og andre apparater.

*Mikrobiologiske undersøgelser herunder inkubation af prøver og mikroskopiske undersøgelser af en række forskellige bakterier, gær og svampe.*

*Jeg var også involveret i forskning & udvikling og i formuleringer af mange forskellige produkter.*
*Jeg har foretaget mange formuleringer og ændret nogle når det kræves.*

*I har avancerede adskillige år senere, til en højere position med titel af Quality Control Manager.*

*Mit arbejde, der er medtaget:*
*1) Kvalitetskontrol af råvarer, færdige produkter, emballage.*

*2) Jeg var ansvarlig for forvaltningen og støtte laboratoriepersonalet.*

*3) Derudover har foretages inspektioner på ordet produktionsfaciliteter, udstyr, herunder ventilationssystem og andre systemer. Månedlig rapportering om resultaterne, mine anbefalinger og gennemførelsen af nødvendige korrigerende foranstaltninger.*

*4) Kommunikation med sundhed Canada, især at opnå deres lovgivningsmæssige godkendelser for nye patenter og nye produkter. At forsyne dem med dokumentation og muskel-og Skeletbesvær oplysninger af den råvare, der er involveret i alle formuleringer. Jeg har utrolig nydt alle de ovenstående opgaver. Det er meget teknisk involveret arbejde, meget interessant og udfordrende.*

## *Personligt:*

*Jeg er generelt lidt utraditionel, selvom som at få ældre, bliver jeg lidt mere konventionelle. Jeg gerne ting lige simple, ukomplicerede!*

*Jeg hjælper mennesker. Jeg forsøger at få vist ting,
situationer fra forskellige perspektiver.
Jeg afstå fra at dømme andre, men skal kende alle de
faktiske og grundene til deres særlige adfærd, tanker
og handlinger, før danne nogen mening.
Jeg tager alt med et Gran salt, altid ophold alert og
forsigtige.*

*Livet har sine op og nedture, men jeg forsøger altid at
holde sig flydende. Forsøget er nøgleordet!*

*Jeg ofte kontrollere mine forventninger, og kan sænke
dem til tider for at holde tingene i perspektiv.*

*I en alder af 20, har jeg gennemført 2 års tjeneste i
HÆREN, udfylde placeringen af sergent. Det var helt
sikkert, en betydelig levetid oplevelse for mig.*

*Jeg har to vokset op sønner. Jeg elsker dem meget dyrt!*

*Jeg nyder at blive omsorgsfulde mor ikke er perfekt, med altid*
*plads til forbedring.*

*UDDANNELSE:*

*Jeg har eksamen med* **hæder i videnskab,** *og med*
**sondring i fysik.**

*Seneca College*
**Mikrobiologiske/kemisk teknologi**
*Teknisk skole*
**Arkitektur/mekaniske udarbejdelsen**

*Skole af regnskabsmæssige*
**Regnskabsvæsen i almindelighed**

*BESÆTTELSE:*

**I øjeblikket arbejder jeg som en Naturopathic**
**konsulent.**

## BESKÆFTIGELSE HISTORIE:

*DRUG HANDELSSELSKAB - Toronto*
**Mikrobiologiske/kemiske Technologist**

*FABERGE - Toronto*
**Kvalitetskontrol / Laboratory Manager**

*REVLON - Toronto*
**Kvalitetskontrol / Laboratory Manager**

*ACCENTURE Business til Utilities - Toronto*
**Bogføring/Administration**

**Jeg *boede i:***
*1) Toronto, Canada.*

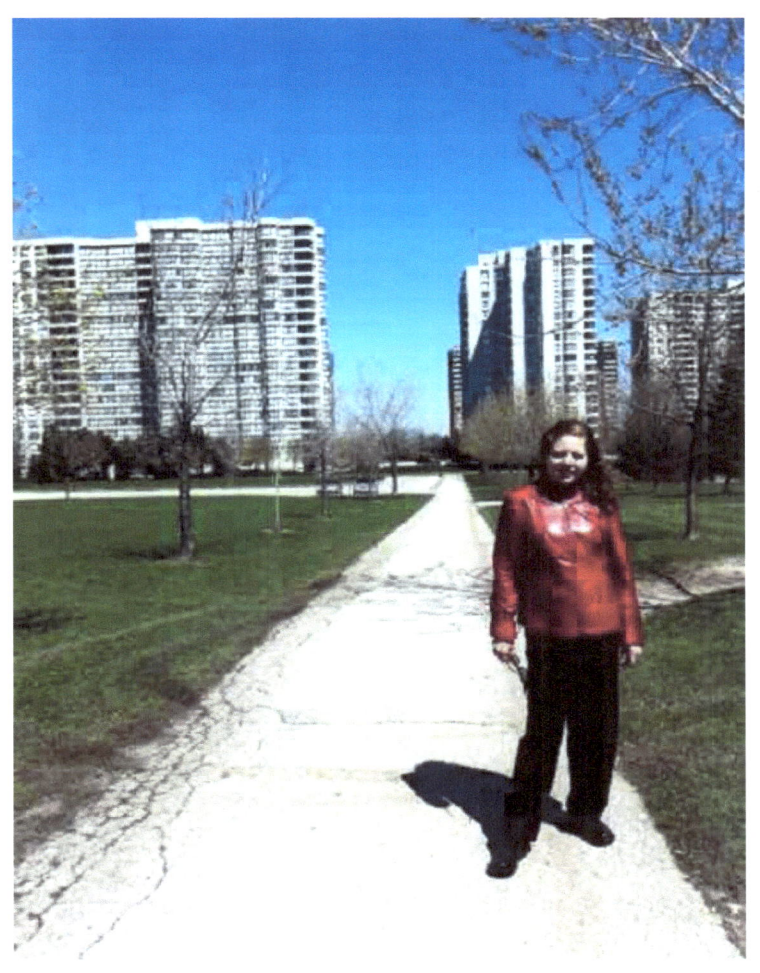

**SHEILA BER, 2012.**

(SHULLA)

*Ansvarsfraskrivelse.*

*ALKALIZE og OVERLEVE!*

www.ingramcontent.com/pod-product-compliance
Lightning Source LLC
Chambersburg PA
CBHW050911290526
45792CB00002B/772